AF325138

UNE AMBULANCE

A LA

BATAILLE DE MENTANA

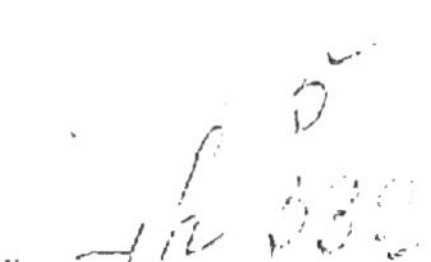

PARIS. — IMP. ADRIEN LE CLERE, RUE CASSETTE, 29.

UNE AMBULANCE

A LA

BATAILLE DE MENTANA

PAR

LE DOCTEUR CH. OZANAM

CHEVALIER DE SAINT-GRÉGOIRE.

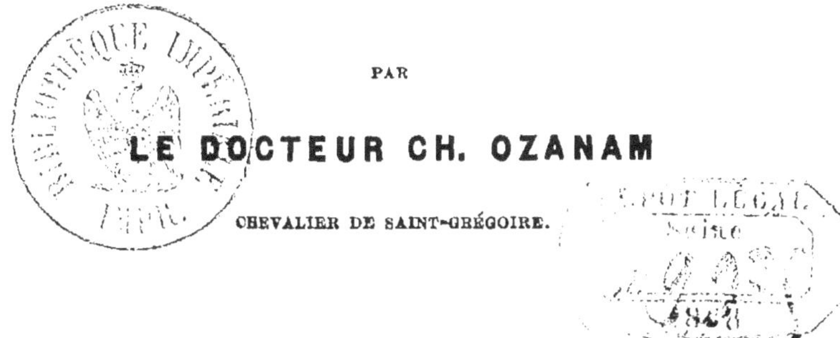

EXTRAIT DU CONTEMPORAIN REVUE D'ÉCONOMIE CHRÉTIENNE,
LIVRAISON DE NOVEMBRE 1868.

PARIS
IMPRIMERIE ADRIEN LE CLERE
RUE CASSETTE, 29.

1868

UNE AMBULANCE

A

LA BATAILLE DE MENTANA

I

Un an s'est écoulé depuis que la double armée de Rome et de la France a gagné la mémorable bataille de *Mentana*. A l'agitation universelle qui régnait alors, un calme relatif a succédé. Peut-être n'est-ce bien qu'une suspension d'armes, mais elle nous permet du moins de reprendre haleine, et de nous préparer, s'il le faut, à de nouvelles luttes.

Le moment est venu aussi pour l'histoire d'écrire ces pages glorieuses et d'apprécier le grand résultat obtenu par une faible armée pour la défense de la chrétienté tout entière. L'histoire, en effet, par un singulier contraste, est d'autant plus véridique qu'elle s'éloigne davantage du moment de l'action. Cette proposition, qui pourrait paraître paradoxale au premier abord, s'explique néanmoins sans peine, si l'on considère qu'au moment où les faits s'accomplissent, chacun agit pour soi, avec ses préoccupations personnelles et dans un cadre restreint, trop souvent incertain de ce que font les autres.

Plus tard, au contraire, les événements s'éclairent d'un jour nouveau, les obscurités s'effacent, le cadre du tableau se remplit, et l'harmonie de la vérité devient le résultat de la réunion de tous les faits étudiés consciencieusement et comparés avec persévérance.

Pour nous, travailleur du dernier jour, nous n'avons point la prétention d'écrire un chapitre d'histoire ; notre mission est plus modeste ; témoin de la bataille de *Mentana*, notre but sera atteint si nous pouvons redire quelques-uns de ces dévouements humbles et cachés, de ces épisodes admirables qui trop souvent restent inconnus.

Voué par notre profession à connaître toutes les souffrances, nous raconterons bien des douleurs mêlées de gloire et nous nous croirons suffisamment récompensé si, arrivé au terme, nous avons pu inspirer au lecteur un peu de charité *active* pour les blessés, un peu d'amour pour l'Église.

II

Nous étions aux derniers jours du mois d'octobre 1867. Les nouvelles des États Romains devenaient fort graves; on connaissait déjà en France l'invasion de Garibaldi, les combats de *Monte Libretti*, de *Nerola*, de *Bagnorea* et de *Monte Rotondo*, où trois cents légionnaires avaient arrêté pendant vingt-sept heures l'effort de sept mille garibaldiens. Les nouvelles de Rome elles-mêmes étaient de plus en plus sérieuses : de nombreux émissaires, s'introduisant dans la ville d'une manière clandestine, y devenaient pleins d'audace, ils avaient fait sauter avec un baril de poudre la caserne Serristori.

Soixante des révolutionnaires les plus déterminés, ayant à leur tête Caïroli, avaient descendu le Tibre dans des barques, pour venir s'embusquer aux monts Parioli, au-dessus du Ponte Molle. Là s'était passé un combat sanglant. Les insurgés ne purent se rendre maîtres des portes de la ville; repoussés jusqu'au rivage par le général Durando, ils n'y trouvèrent plus leurs barques de salut et périrent presque tous dans leur fuite.

En France, l'agitation était extrême ; le gouvernement, hautement sollicité par le sentiment national, mais trompé par le Piémont, hésitait à donner un ordre décisif. Les signaux se croisaient à Toulon; nos soldats s'embarquaient, débarquaient, puis reprenaient la mer.

De pareilles angoisses faisaient battre le cœur de tous les catholiques, mais pour ceux·qui s'occupaient d'une manière plus directe des affaires de la sainte cité, ces angoisses avaient quelque chose de plus profond et de plus intime.

En effet, d'une part on recevait chaque jour des secours abondants, offrandes de la catholicité, et nous savions combien l'arrivée d'un grand nombre de volontaires devait imposer de lourdes charges au gouvernement pontifical.

D'autre part, ceux d'entre nous qui depuis plusieurs années étaient chargés d'examiner tous ces nobles jeunes gens pour en faire des zouaves, et les envoyer à la gloire du martyre, ceux-là sentaient quelle responsabilité rejaillissait sur leurs actes; ils comprenaient combien les familles chrétiennes devaient demander un compte exact et fidèle du sang de leurs fils. Il fallait montrer à ces familles inquiètes, qu'au moment du danger on saurait partager tout péril avec leurs enfants, et remplacer leurs pères.

Un troisième motif guidait mes compagnons de voyage : c'était la grande question de l'armement des troupes pontificales.

En effet, depuis quelques années, la victoire semble s'attacher à la science, à l'invention, à l'idée, plutôt qu'aux masses des combattants. Du fond de son cabinet ou de son laboratoire, l'homme de science interroge la nature ; il lui dérobe le secret de ses forces; puis, donnant un corps à sa pensée, il présente au monde étonné le moyen de suppléer au nombre par une idée, à la matière par une inspiration. C'est l'idée du *canon rayé* qui a gagné la bataille de Solférino; c'est l'idée du *navire cuirassé* qui a fait la supériorité du Nord Amérique ; c'est l'idée du *fusil moderne* qui a rendu la Prusse victorieuse à Sadowa.

Cette frappante analogie doit bien nous faire comprendre aussi la puissance de la prière. Elle aussi est une pensée ; pensée qui, partie de la terre, va pénétrer jusqu'au ciel et changer les destinées des empires; aussi depuis Moïse priant sur la montagne, jusqu'à Pie IX priant au Vatican, plus d'une fois la victoire a-t-elle été due autant à la prière qu'à la valeur des armes.

Il fallait pourtant introduire cette perfection des armes dans nos bataillons pontificaux, et ne pas attendre que les garibaldiens eussent mis de leur côté cet avantage joint à celui du nombre. Une partie considérable des souscriptions devait être affectée à cette destination pressante, et l'on se douterait peu de son importance si je n'ajoutais que le fusil perfectionné armé du sabre baïonnette coûte 85 francs, qu'il faut dans toute armée bien équipée 3 armes par homme, et que pour armer 10,000 hommes seulement de la carabine il en faut 30,000, dont le prix de revient le plus faible est de 2,550,000 francs.

L'arme adoptée a été le fusil *Remington*, remarquable par sa simplicité et son fini. Deux chiens placés l'un devant l'autre suffisent pour la manœuvre; avec l'un on ouvre et charge le fusil, avec l'autre on le tire. D'un calibre un peu plus fort que le fusil Chassepot, il pèse une demi-livre de moins, mais les balles sont un peu plus fortes et compensent cette différence; accepté déjà par le Portugal, il est fortement question de l'adopter aussi en Autriche, où il lutte avantageusement contre le fusil *Peabody*.

Sur tous ces points il était nécessaire de s'entendre avec le ministre des armes. Trois de nos amis étaient spécialement chargés de ce soin, tandis que M. *** et moi nous chercherions à nous rendre utiles par tous les moyens possibles (1).

Je n'insisterai point sur les émotions du départ.

Quatre d'entre nous étaient pères de famille : c'est assez dire que, si nos corps et nos âmes volaient à Rome pour servir l'Eglise, la France conservait bien un lambeau de nos cœurs.

Partis le 31 octobre à onze heures, nous fîmes route rapidement. A dix heures du soir nous touchions à Lyon, cette capitale de la charité. Nous pûmes à peine serrer la main à quelques amis qui nous attendaient à la station, la machine s'ébranlait et le lendemain 1er novembre nous étions à Marseille, en face de Notre-Dame-de-la-Garde.

Nous fûmes bientôt rejoints à la gare par le docteur Fabre et par l'excellent M. Pascal, deux amis dont le dévouement pour l'œuvre de Saint-Pierre est au-dessus de tout éloge. Nous arrivions en retard; grâce à eux, nous pûmes nous embarquer immédiatement, car on avait obtenu un sursis du capitaine, et à onze heures du matin le vapeur *Roi-Jérôme*, compagnie Valery, nous emmenait loin du port. Avec nous partaient trois sœurs de Saint-Vincent de Paul, que le R. P. Etienne avait bien voulu nous accorder à Paris; quatre personnes de la maison de Mme de S. nous accompagnaient également, prêtes à se dévouer en toutes circonstances, comme elles le montrèrent en effet bientôt après. De nombreux amis et parents se groupaient sur le port, faisant leurs adieux aux jeunes zouaves qui partaient ce même jour, au nombre de quatre-vingts. Bientôt, de tous les coins de la rade et même des rochers environnants, des bras s'agitèrent, des voix s'élevèrent, et le cri d'adieu de Vive Pie IX retentit de toutes parts, répété à la fois par ceux qui restaient et par ceux qui commençaient leur route lointaine; il était impossible de ne pas se sentir ému par ce dernier cri du départ.

C'est dans de pareils moments que l'âme comprend la sublime simplicité de notre langue française et la valeur de ce mot d'*à Dieu*, qui ne se trouve employé que par les races latines. Converties les premières au christianisme, elles paraissent en avoir reçu une empreinte à la fois plus intime et plus forte ; *à Dieu !* mot touchant, mélange de prière et d'espoir, rendez-vous des âmes auprès de Celui qui de loin peut seul vous secourir, en qui nous mettons tout notre espoir.

____

(1) Par un sentiment de réserve plein de délicatesse, mes compagnons de voyage ont désiré que leurs noms ne fussent pas prononcés ; j'ai dû me conformer à ce désir, et je dois ajouter que si de mon côté je me suis décidé à écrire ce récit, ce n'est qu'en cédant aux sollicitations pressantes de personnes graves et autorisées.

Les premières heures sont longues sur un bateau à vapeur, elles se passent à prendre langue, à faire connaissance avec ses compagnons de route. Les nôtres étaient nombreux et distingués. Parmi eux se trouvaient le capitaine de Sainte-Nacre, ancien officier des dragons pontificaux; M. le duc de Luynes, dont la générosité avait déposé naguère 50,000 francs pour le denier pontifical, et qui devait, hélas! succomber à Rome, enveloppé dans sa charité comme dans un glorieux linceul; enfin, Mgr Franchi, ancien nonce de Florence, prélat de la maison du Pape.

Nous comptions encore d'autres compagnons bien différents, deux surtout, l'un anglais, l'autre français, que nous retrouverons tout à l'heure.

A midi nous priâmes Mgr Franchi de présider l'office; c'était en effet le grand jour de la Toussaint; nous ne pouvions avoir de messe sur mer, car il faut pour cela une permission spéciale du Saint-Père, à cause de la nécessité où se trouve le prêtre de faire soutenir le calice par un autre ecclésiastique après la consécration. Mais nous voulions au moins faire acte de foi et de prière. Nous fûmes bientôt réunis sur le pont, où le chant du *Credo* fut entonné par l'ensemble de toutes ces voix mâles et vibrantes. C'était un beau spectacle que cette profession de foi s'affirmant ainsi, entre la mer et le ciel, sur un support aussi fragile que la faible planche qui nous séparait des flots.

L'immensité s'étendait sur nos têtes, l'immensité autour de nous, des abîmes sans fond au-dessous de nos pieds; et nos voix, retentissant au milieu du grand silence de la nature, affirmaient la croyance du chrétien à l'auteur de toutes ces choses : « *Credo in unum Deum , factorem cœli et terræ, visibilium omnium et invisibilium. Je crois en un seul Dieu créateur du ciel et de la terre, de toutes les choses visibles et invisibles.* »

Qu'elles étaient grandes et belles ces choses visibles! Mais combien sont plus nombreuses encore les invisibles ! Qu'elles sont mystérieuses, impénétrables, et combien nous avons besoin du secours du Seigneur pour ne pas heurter à chaque instant notre âme contre ces écueils inconnus de tous les nautonniers !

Après le *Credo*, l'*Inviolata* fut chanté pour honorer la Vierge Marie, puis la bénédiction fut donnée par Mgr Franchi.

Tout l'équipage resta respectueux spectateur de la cérémonie. Mais l'Anglais, dont nous avons parlé naguère, parut singulièrement agité; mettant son chapeau sur la tête et son cigare à la bouche, il murmura qu'il n'avait point payé sa place pour assister à la messe, et qu'il ne comprenait pas qu'on tolérât de pareils abus; puis il s'éloigna vers l'autre extrémité du navire — pour lui, la liberté des cultes exigeait sans doute qu'il n'y en eût point.

Le Français, littérateur distingué que nous retrouvions à nos côtés à la table d'hôte, fut plus poli et plus convenable ; il disait franchement qu'il était tout étonné de se trouver en si singulière et si bonne compagnie. « Si j'écrivais à mes amis, » disait-il, « que je voyage avec des gens instruits, intelligents, dont plusieurs sont riches, pères de famille, et que tous partent de France pour aller défendre une idée, l'idée chrétienne, au péril de leurs jours, l'on ne voudrait point me croire. » Puis il s'empressait de reprendre le terrain de la politique, en élevant objections sur objections. La vue de nos sœurs de charité partant pour soigner les blessés l'avait aussi profondément frappé. Enfin lorsque nous débarquâmes à Civita-Vecchia, il descendit dans le même bateau que nous, et comme l'on manquait de monnaie, il paya la somme assez forte à laquelle se montait notre débarquement à tous ; plus tard, lorsqu'on voulut s'acquitter envers lui, il ne voulut jamais y consentir, et comme on insistait, il finit par dire : « Eh bien ! gardez cette somme pour le denier de Saint-Pierre. »

O puissance du bon exemple ! Doux et aimable empire qui s'exerce sur les âmes sans violence et sans effort ! Voici donc un homme mûr, à peu près sans foi, à coup sûr sans pratique religieuse, et qui dès la première entrevue se trouve sinon converti, du moins touché, au point de faire une offrande à l'Église qu'il méconnaît, et au successeur de S. Pierre qu'il attaque peut-être chaque jour dans ses discussions passionnées ! Que le Seigneur du moins le bénisse pour sa bonne action !

Cependant nous avancions dans notre course. Déjà nous avions passé devant ces rivages enchanteurs d'Hyères, de Menton, de Nice, qui s'offrent tour à tour aux regards, comme les derniers adieux de la patrie au voyageur qui l'abandonne.

La nuit survint, aussi belle que l'avait été le jour. Sans doute ce n'était plus l'empire du soleil, cette lumière éblouissante qui miroite à la surface des eaux, blessant la vue à force de magnificence ; mais c'était plus de douceur avec autant de majesté. Nous étions plongés dans une atmosphère glauque, dont l'œil retrouvait partout les teintes variées. Le vent se taisait, les ondes ne soulevaient point de flots : l'on eût dit que la Vierge mère nous portait elle-même au port, entourant notre navire dans les plis de son manteau d'azur. A coup sûr, du moins, elle nous protégeait de la manière la plus visible. Au firmament scintillaient mille étoiles ; la mer en reflétait l'image : on l'aurait prise pour le second hémisphère de la coupole des cieux ; mais elle brillait en outre de ces fauves et vacillantes lueurs que la phosphorescence fait naître et qui s'agitaient autour des flancs du vaisseau. Partout c'était le combat de la lumière et de l'ombre; admirable image de la vie, car ici-bas aussi les ombres sont nombreuses : elles cherchent à absorber la vérité, dissimulent l'erreur. Mais le vrai brille, pourtant reconnaissable à tous dans cette nuit obscure, et le chrétien se sent heureux d'avoir pour le guider, comme une étoile polaire, l'astre à la clarté infaillible qui luit à Rome et vers lequel aspirent sans cesse nos cœurs pleins de confiance.

Cette nuit fut sans sommeil, on était trop préoccupé pour pouvoir reposer librement.

La journée du lendemain fut aussi belle que la première; elle nous parut pourtant longue, car on ne distinguait plus que la mer et le ciel. L'œil ainsi privé de point de comparaison pourrait croire que tout reste immobile, si le profond sillage fuyant loin du navire et le bruit cadencé de l'hélice qui creuse la mer pour y trouver un trop mobile appui ne venaient lui montrer son erreur et lui faire espérer une arrivée prochaine. Mais on approche des îles; déjà le cap Corse avait fui derrière nous ainsi que les ombres successives que dessinaient au loin les îles de Giraglia, de Capraia, d'Elbe, de Monte Christo et du Giglio, lorsque apparut devant nous l'escadre cuirassée française ; elle revenait de porter des troupes à Civita-Vecchia. En la voyant si vite repartie, faisant force vapeur pour retourner en France, nous comprîmes que Rome était en grand danger. Des signaux furent échangés entre nous; puis, chacun continuant sa route, on se perdit bientôt de vue.

Enfin voici la terre, nous touchons au port : de nombreux navires français, autrichiens, espagnols, en occupent l'entrée, nous n'avançons qu'à grand'peine, la nuit est venue avant qu'on ait pu jeter l'ancre. Nous apprenons alors que la ville est en état de siége, mais on ne peut nous donner aucune nouvelle certaine de Rome, située pourtant à seize lieues de là; les troupes françaises débarquées l'avant-veille sont en route pour la grande ville. Nous sommes donc obligés de coucher une seconde nuit sur le navire, mais nous nous tenons prêts à débarquer le lendemain de grand matin pour prendre la *ferro via romana* à six heures précises.

Nous prenons terre enfin le samedi matin, et nous trouvons la ville de Civita-Vecchia dans une agitation singulière; toutes les avenues étaient couvertes de troupes qui avaient bivouaqué en plein air ; des feux à demi éteints, des soldats occupés à préparer leurs armes, des chevaux effarés s'échappant sur les routes, tel était le spectacle qu'offrait cette ville, ordinairement si paisible.

Même agitation au chemin de fer. Le colonel d'Argy, commandant la place militaire de Civita-Vecchia, rappelé subitement à Rome, s'embarquait avec une partie de la légion d'Antibes; emmenés par le même convoi, nous partîmes sans savoir si le chemin de fer ne serait pas rompu en route, et si les garibaldiens ne viendraient pas eux-mêmes nous ouvrir la portière.

On met cinq mortelles heures pour faire les seize lieues qui séparent Civita-Vecchia de Rome. Les anciennes diligences allaient presque aussi vite, et les minutes doublent de longueur quand l'esprit préoccupé tend sans cesse à un but important.

Pourtant nous arrivons : voici le profil de Saint-Paul hors des Murs qui se dessine au loin; voici le Tibre, avec ses bords couverts de roseaux et ses eaux bourbeuses, qui l'ont si bien fait nommer *flavus Tiberis*; voici enfin Saint-Pierre, dont le dôme majestueux couronne et domine la Ville éternelle, semblable à une tiare monumentale, bien digne de la cité des papes.

Mais quelle que soit la beauté des monuments, la grandeur des pensées, il faut toujours dans la pratique des choses en arriver aux petits détails de l'existence, aux petites difficultés de la vie; aussi fallut-il passer par tous les ennuis de la douane, des porteurs de bagages, des voitures, des cochers, et de l'hôtel garni. Descendus à l'hôtel de la Minerve, nous ne prîmes que le temps de déposer nos vêtements poudreux, et nous nous rendîmes chez quelques amis pour savoir où en étaient les événements. Le Père général des Dominicains, et notre ami M. Descemet, eurent nos premières visites; ils nous apprirent alors toute la série des faits accomplis.

Depuis quinze jours on ne vivait plus à Rome; nos zouaves, obligés de bivouaquer sur les places, couchaient à terre sans feu et sans paille; le jour, on les faisait manœuvrer dans tous les quartiers de la ville pour remplacer le nombre par la vigilance et l'activité; ils n'étaient pourtant que 3,000 hommes, tandis que l'on évalue à près de 4,000 le nombre des garibaldiens qui s'étaient introduits peu à peu dans Rome. Plusieurs sentinelles avaient été assassinées. Des bombes Orsini lancées de divers côtés, éclatant à l'improviste, avaient blessé bien des personnes. Pendant trois jours le danger était devenu tel, qu'on ne sortait plus le soir, et que l'on avait été sur le point de prier Sa Sainteté de venir se mettre en sûreté dans le château Saint-Ange. Les défenseurs de ce fort couchaient contre les créneaux, leur carabine entre les jambes, et l'on rapporte que Sa Majesté le roi de Naples lui-même y passait la nuit, montant la garde avec eux comme un simple soldat.

Mais l'arrivée des Français rendit courage à tous, et quoiqu'i n'y eût encore qu'un bien petit nombre de troupes disponibles, on sentait déjà la confiance renaître.

Nous nous étions dirigés vers l'église de Saint-Pierre, pour déposer nos premiers vœux au tombeau des grands apôtres. La Providence permit que nous arrivions sur la place en même temps que la voiture du Saint-Père, et nous eûmes ainsi la joie de recevoir dès la première heure cette précieuse bénédiction qui vient si directement du Ciel.

Nous nous rendîmes ensuite chez le général Kanzler. Sa réception fut tout aimable et bienveillante, quoiqu'il fût sous le poids d'événements bien décisifs. « Messieurs, » nous dit-il, lorsque l'objet de notre voyage lui fut expliqué, « je vous remercie de votre concours dévoué et je veux y répondre par une marque de confiance. Je vous annonce donc en secret que demain matin, à trois heures, je pars pour aller à la recherche de Garibaldi. J'espère le rencontrer à quelques lieues de Rome; le rendez-vous de l'armée est à la porta Pia, venez avec nous. Vous avez amené des sœurs de charité, elles pourront nous être utiles, et vous serez témoins d'une belle bataille ! »

En sortant de chez le général, on se hâta de prévenir les sœurs qui étaient descendues à l'hôpital San Spirito. Il fut convenu qu'à deux heures du matin on viendrait les chercher en voiture et qu'elles prépareraient tous les remèdes et pansements nécessaires pour l'ambulance que nous devions établir.

M. le vicomte de Saint-Priest, secrétaire du général, s'empressa de seconder nos efforts et nous obtint toutes les permissions nécessaires pour accompagner l'armée ; les boîtes à instruments furent disposées ; à minuit, nous nous jetâmes sur nos lits pour prendre quelques instants de repos, et à deux heures on se relevait pour le départ. Il y avait quatorze heures à peine que nous étions arrivés dans la Ville éternelle. L'un de nos amis dut rester à Rome pour organiser les secours et répondre de nos personnes en cas d'un malheur possible ou si nous étions faits prisonniers.

Trois grandes voitures à deux chevaux avaient été louées. On y installa les sœurs de charité, ainsi que Mme Stone, courageuse Anglaise déjà connue par les services qu'elle avait rendus, en allant réclamer un prisonnier à Menotti Garibaldi. Nos amis prirent également place, et le P. Ligier, dominicain français de la Minerve, compagnon du R. P. Jandel général de l'ordre, voulut bien aussi se joindre à notre petit corps, en qualité d'aumônier de l'ambulance.

Son secours nous était fort précieux il savait parfaitement l'italien, connaissait le pays et venait d'assister aux combats de Nerola et de Monte-Libretti, où il avait rendu les plus grands services.

III

Le départ fut singulièrement lugubre. Il pleuvait à verse ; les rues noires, à peine éclairées à de longs intervalles par quelques réverbères fumeux, nous permettaient à peine de nous guider sur le pavé glissant. Après quelques centaines de pas, un de nos chevaux s'abattit ; il fallut descendre pour le dételer et le relever à grand'peine. Les anciens auraient tiré mauvais augure d'un pareil début. Mais une fois l'avarie réparée, nous partîmes au galop, et nous rejoignîmes bientôt le rendez-vous général de l'armée.

Le spectacle en était à la fois terrible et imposant. De distance en distance, des cavaliers couverts de longs manteaux blancs qui flottaient sur la croupe de leurs montures, et semblables aux centaures antiques, éclairaient la marche des soldats avec de grandes torches à la lumière rougeâtre.

Ce n'était de toutes parts qu'agitation et mouvement. Des troupes de toute arme se croisaient sans cesse ; les Italiens commandaient, les Français chantaient, les zouaves priaient ; des caissons lourdement chargés écrasaient les pavés, et les canons retentissants parcouraient les rues sombres en laissant échapper à chaque choc une sorte de tintement métallique qui sortait comme un gémissement funèbre de leur âme de bronze.

A quatre heures du matin, tout ce convoi s'acheminait lentement de la *porta Pia* vers le pont *Nomentano,* où l'on ne passait plus qu'avec peine. En effet, il avait été miné, afin de pouvoir le faire sauter si les garibaldiens venaient attaquer Rome de ce côté. La mine y était encore avec la mèche saillante au milieu du pont, et les soldats chargés de sa garde écartaient rudement avec la crosse du fusil tous ceux qui s'approchaient un peu trop.

Mais le pont était fort étroit, et notre voiture effleura presque le bord de la mine en passant ; aussi fûmes-nous grandement soulagés quand ce premier péril fut éloigné.

Bientôt nos troupes s'étendirent sur la longue route qui conduit à Monte-Rotondo, dernière ville dont s'étaient emparées les bandes révolutionnaires dix jours auparavant. Cette route est déserte et sauvage ; à droite et à gauche ce ne sont que d'immenses plaines à perte de vue, couvertes d'herbes à moitié desséchées. On n'a-

perçoit aucun habitant, aucune maison pendant des milles entiers ;
seulement des troupeaux de bœufs levaient lentement leurs têtes
souillées de fange et regardaient d'un air grave, tandis que des
groupes de chevaux sauvages, plus intelligents et plus vifs, s'approchaient étonnés comme pour faire une reconnaissance militaire, puis, se retournant tout à coup, poussaient des hennisse-
ments d'inquiétude et partaient au galop dans la plaine, jusqu'à
ce qu'on les perdît de vue.

C'était entre Rome et Monte-Rotondo qu'on savait devoir rencontrer l'ennemi, puisqu'il était maître de cette dernière ville ;
les renseignements les plus récents avaient appris qu'il s'était fortement retranché dans la ville de *Mentana* et sur les collines envi-
ronnantes, dont la position favorable entourait Mentana comme
d'un camp retranché.

Notre armée comptait en tout 5,113 hommes, savoir : 1,500
zouaves, colonel Alet ; un bataillon de 520 hommes de chasseurs à pied, lieutenant-colonel Jeannerat ; un bataillon de la
légion romaine de 540 hommes, colonel d'Argy ; une batterie
d'artillerie de six pièces, 117 hommes, capitaine Polani ; un
escadron de dragons de 106 hommes, capitaine Cremona ; gen-
darmes, 50 hommes ; une compagnie de sapeurs du génie de
80 hommes ; — les Français étaient 2,200 (1). — On estimait à 9,000
le nombre des garibaldiens.

Le général Kanzler commandait en chef, le général comte de
Courten dirigeait sous ses ordres la colonne pontificale.

Le général en chef du corps expéditionnaire français, comte de
Failly, resté dans Rome, avait désigné le général baron de Polhès
pour commander les Français venus au combat. L'artillerie comptait, outre la batterie de six pièces italiennes, dirigée par le capitaine Polani, une demi-batterie française.

Nos zouaves, pleins d'ardeur et de courage, avaient demandé la
faveur de combattre à l'avant-garde, sous les yeux de l'armée
française, pour faire publiquement leurs preuves. Les légionnaires
et les chasseurs suivaient ; quant aux troupes françaises, elles
devaient marcher à 400 mètres de distance en ordre de bataille,
prêtes à se montrer au premier signal.

On chemina de la sorte jusqu'à onze heures du matin ; la pluie
avait cessé, le ciel restait terne et gris, mais sans orage ; les chefs
donnèrent alors le signal du repos, et l'on fit halte au milieu de
la grande route pour prendre un frugal repas.

Cependant nous étions au saint jour du dimanche et depuis le

____

(1) Les renseignements stratégiques consignés ici sont empruntés aux sources
les plus sûres et notamment au rapport officiel du général Kanzler.

matin l'excellent P. Ligier, qui s'était tenu à jeun, cherchait en vain une chapelle où il pût célébrer la messe. Dieu, qui écoute tous les bons désirs, parut exaucer celui-ci, car l'armée s'arrêta près de la seule petite chapelle qui existât sur toute la route. Au lieu de se reposer, le bon Père courut à l'oratoire, fit déterrer les vases sacrés que les paysans avaient enfouis dans la terre par crainte des garibaldiens, et célébra les saints mystères en face de l'armée catholique ; double sacrifice qui dut être agréable au Seigneur, puisque son Fils du ciel s'offrait en holocauste au moment même où ses fils de la terre allaient combattre et mourir pour affirmer les droits de la vérité.

A midi, l'armée reprenait sa marche et s'avançait vers la ville de *Mentana*. La gaieté était revenue avec le beau temps, les troupes marchaient au pas de course, jetant en passant un coup d'œil curieux sur les costumes de nos religieuses. — « Tiens, disait l'un, voilà des sœurs ! que viennent-elles faire ici ? — Elles viennent pour panser nos blessures, disait son compagnon. — Ah ! tant mieux, répondait un autre, ce sera comme au pays. » Plusieurs quittaient leurs rangs pour un instant et venaient déjà leur montrer une main malade, un pied gonflé par une entorse et demander quelque soulagement. Tous avaient compris en un clin d'œil que c'était là l'ambulance de la charité.

L'avant-garde de l'armée pontificale était composée d'un peloton de dragons, sous les ordres du lieutenant de la Rochette ; de trois compagnies de zouaves, commandés par le comte de Lambilly, et d'une section d'artillerie dirigée par le lieutenant Cheynet ; elle s'avança rapidement vers les masses confuses de l'armée ennemie, que l'on commençait à distinguer à l'horizon.

Vers une heure environ et à quatre kilomètres de Mentana, nos soldats rencontraient les avant-postes de l'ennemi. Ses tirailleurs étaient disséminés sur deux collines formant comme les deux ailes de l'armée. Au centre se trouvaient le château et la ville de Mentana. C'était là que Garibaldi combattait lui-même. En arrière, à 3 kilomètres environ, l'on apercevait la ville de Monte-Rotondo, qui dominait de loin tout le champ de bataille. L'ensemble de ces positions formait une courbe stratégique formidable savamment combinée, et le général de Polhès avait donné un grand et salutaire conseil à l'armée, en insistant sur la nécessité de livrer immédiatement bataille avant que l'ennemi n'eût le temps de se fortifier.

Le château de Mentana, propriété des princes Borghèse, représente une masse imposante de bâtiments étagés sur une pente, entourés de murs énormes, de bastions et de tours qui ont plus de soixante pieds de hauteur. Ces vieilles murailles, d'une épaisseur colossale et bâties en pouzzolane, ne forment plus qu'un bloc qui défie le canon. Nos boulets allaient s'y enfoncer sans pouvoir les ébranler, et ne servaient qu'à blinder de fer des murs déjà si forts. Les obus mirent le feu à la toiture, mais n'en brûlèrent qu'une fort petite étendue, sans causer d'autres dommages.

Le combat s'engageait plus violent à mesure que nos troupes arrivaient en ligne ; la fusillade devint plus nourrie, et les zouaves chassant les garibaldiens des premières hauteurs, ainsi que de la seconde colline où se trouvait l'enceinte murée la *Vigna Santucci*, avançaient jusque sous les murs impénétrables de Mentana. Cette charge impétueuse fut admirablement conduite par le colonel Alet et le lieutenant-colonel de Charette, dont la bravoure fut comme toujours au-dessus de tout éloge. Au moment de la première rencontre avec les garibaldiens, il lança son cheval dans les rangs ennemis, y pénétra le premier, et le régiment électrisé, se précipitant à sa suite, enleva la position. Le cheval du commandant fut atteint de trois blessures.

Tandis que les zouaves, soutenus par les carabiniers étrangers et par la légion, repoussaient ainsi les forces ennemies, l'artillerie pontificale se mettait en batterie sur la route, à 500 mètres de Mentana et dans la *Vigna Santucci* ; le capitaine Daudier fit même avancer sa section jusqu'à 300 mètres des murs du château ; mais, exposé à découvert, il fut maltraité par le feu très-vif de l'ennemi ; le maréchal des logis comte Bernardini fut tué, deux conducteurs et plusieurs chevaux blessés, et l'on dut chercher une position moins dangereuse.

Cependant Garibaldi, voyant le petit nombre de nos troupes et la disposition très-allongée de nos colonnes, avait fait descendre de Monte-Rotondo deux corps de 1,500 hommes chacun, qui, passant à droite et à gauche de Mentana, cherchaient à nous prendre par le flanc ; ce fut à ce moment que le général Kanzler prévint l'armée française d'entrer en ligne de bataille. Le colonel Frémont, s'avançant avec le 1er de ligne, repoussa la colonne de droite, tandis que le lieutenant-colonel Saussier combattait celle de gauche ; dans cette rencontre, le fusil Chassepot fit ses premières preuves ; il put tirer, dit-on, jusqu'à 15 coups par minute ; le bruit de la fusillade ne pouvait être comparé à ce moment qu'au bruit de la grêle pendant un violent orage, ou aux roulements rapides d'un tambour habilement manié.

On s'est beaucoup plaint dans certains journaux de ce que l'on avait dit dans un rapport officiel que le fusil Chassepot avait fait merveille. Nous ne voyons point ce que cette expression peut avoir de criminel, du moment qu'il a combattu et vaincu pour la bonne cause, pour réprimer les passions mauvaises ; si l'on avait laissé Garibaldi se fortifier dans la position qu'il occupait, ce n'était plus une bataille, c'était un siége de six mois qu'il aurait fallu pour l'expulser, et Dieu sait combien de milliers de victimes auraient succombé. Avec de pareils adversaires, il n'y a pas de conciliation possible, puisqu'ils veulent tout détruire.

L'attaque de droite durait toujours, lorsque survint le commandant de Troussures avec 300 zouaves, qui avaient fait route par la Via Salara le long du Teverone ; l'arrivée de ces braves soldats décida la retraite de l'ennemi ; ils pénétrèrent jusque dans Mentana, s'emparèrent de plusieurs maisons, firent 40 prisonniers, et ne s'arrêtèrent que devant l'énorme barricade que Garibaldi avait fait élever au milieu de la ville avec des meules de foin et des débris de voitures entassés les uns sur les autres.

Plusieurs de nos zouaves furent tués ou blessés en cet endroit, notamment le brave Henquenet, jeune homme instruit et distingué du Pas-de-Calais ; il fut atteint de deux coups de feu qui lui brisèrent les deux cuisses, et il tomba à vingt pas de Garibaldi.

Resté prisonnier, il passa la nuit à Mentana et put nous raconter le lendemain tous les détails de ce qui s'était passé : d'après lui, Garibaldi était bien présent au combat avec ses deux fils et sa fille ou belle-fille, habillée en amazone ; tous étaient richement vêtus, costume théâtral : chemise rouge, toque rouge et plume blanche. Garibaldi avait l'air ferme et décidé, un seul mot sortait de sa bouche, et ce mot était un blasphème (*sacramento*). Néanmoins son courage n'alla pas jusqu'à sortir des murs, et sans l'indiscrétion de nos soldats, il aurait pu faire croire qu'il n'assistait pas au combat.

Une heure avant la tombée de la nuit, Garibaldi, consterné par la valeur de notre armée, par l'apparition des Français et par les ravages des fusils Chassepot, ne pouvant du reste rétablir la discipline dans ses rangs, sortit de Mentana avec son état-major et regagna Monte-Rotondo, où il ne se trouva pas même en sûreté, car il l'abandonna aussitôt pour rejoindre l'armée piémontaise, dont les 45,000 hommes, commandés par Cialdini, campaient à quelques lieues de là.

Mais cette fuite accomplie dans l'ombre n'avait été soupçonnée de personne, et nous n'en aurions pas connu les détails sans le récit que nous en a fait le pauvre et malheureux Henquenet, avant de mourir à l'hôpital St-Esprit des suites de sa blessure. Le commandant de Troussures avait dû se retirer de Mentana, où il risquait trop de voir ses troupes prises entre deux feux ; il se porta donc sur les coteaux voisins et bivouaqua à 300 mètres de l'ennemi, soutenant pendant toute la soirée un feu de mousqueterie contre les assiégés.

Ce fut à ce bivouac qu'on mangea le cheval du colonel d'Argy; le noble animal, ayant échappé à son gardien, courut aux avant-postes; ne répondant point au qui-vive de la sentinelle, il fut abattu d'un coup de carabine, les soldats le dépecèrent et en firent du bouillon pour tout le régiment. Ce sont les aubaines de la guerre.

Garibaldi en partant avait laissé à Mentana de nombreux défenseurs, 600 hommes dans le château, 1,430 dans la ville; ils combattirent jusqu'à 10 heures 1/2 du soir, puis la nuit profonde vint donner quelques heures de répit à nos soldats harassés par la fatigue.

IV

Pendant toute cette demi-journée de bataille, qu'était devenue notre ambulance? Le mouvement rapide des troupes, de la cavalerie, avait arrêté la marche de nos voitures; il avait fallu cheminer à pied, l'un chargé des instruments, l'autre du sac à pansement, un autre des provisions de toute sorte; les sœurs avaient leurs tabliers pleins de linge et de charpie, et tous, d'un pas pressé, nous avancions vers le centre du combat.

Nous établîmes d'abord notre campement sur la première colline enlevée à l'ennemi à gauche de la route et à 800 mètres de la ville assiégée ; on y avait placé de l'artillerie; un obusier et deux canons rayés français tiraient sur le château de Mentana, dont l'artillerie répondait à ces feux ; au sommet de la colline, un petit plateau bien net, bien dégagé de broussailles, nous parut propre à recevoir les blessés; nos sœurs, impatientes de se rendre utiles, s'avançaient jusqu'au bord de l'éminence où étaient pointés les canons. À cet instant l'on aurait pu voir l'étonnant spectacle de religieuses sur le champ de bataille, leur cornette blanche brillant au milieu des canons qu'elles touchaient presque ; le regard haut et ferme, le cœur calme, regardant sans crainte briller sur la colline voisine l'éclair terrible qui, une minute plus tard, devait produire le ravage et la mort; et ne voyant au milieu de tant de dangers qu'un devoir à remplir, des blessés à sauver.

C'était la première fois dans le monde que des sœurs de charité paraissaient ainsi sur le champ de bataille, à travers les balles et les boulets. Ordinairement les ambulances sont établies loin de l'armée ; celles du célèbre Larrey suivaient le grand Empereur à une lieue de distance et le service hospitalier en Crimée, pendant qu'on faisait le siége de Sébastopol, était établi à plusieurs lieues plus loin. Mais en ce jour où il s'agissait du salut de l'Eglise, Dieu avait voulu que ses filles combattissent à côté de ses fils; et que, tandis que ceux-ci lançaient le tonnerre et la foudre, les autres fussent prêtes à mettre un bandeau sur chaque blessure, une parole de pardon sur chaque lèvre ! image admirable de la miséricorde de Dieu qui ne frappe que pour sauver.

Cependant notre armée gagnait du terrain, elle se massait de plus en plus autour de la ville assiégée. Les zouaves s'abritaient derrière de trop rares meules de blé, disséminées dans la plaine nue; les carabiniers s'étaient jetés dans un petit bois d'olivier, qui touchait aux portes de la ville ; craignant de nous trouver bientôt trop éloignés pour être utiles, nous repliâmes bagages, et nous commençâmes alors la partie la plus pénible de notre trajet ; nous parcourûmes en effet le champ de bataille durant près de deux kilomètres pour arriver à la seconde colline, celle de la *Vigna Santucci;* tous les vingt ou trente pas nous trouvions des groupes de morts ou de blessés. Le premier fut le brave capitaine *de Veaux,* tombé glorieusement à l'avant-garde en tête de sa compagnie ; il était étendu à la renverse, les bras presque en croix ; une balle l'avait frappé au cœur; un trou rond, nettement découpé, indiquait seul la place du coup fatal ; rien autre qui souillât son corps, ni sang ni boue, il n'y avait eu place que pour laisser envoler son âme ! En vain j'explorai son pouls et ses tempes, il ne donnait nul signe de vie. On raconte que le chirurgien chargé d'embaumer son corps, ayant ouvert le cœur, y retrouva, avec la balle qui l'avait percé, une médaille de la Ste Vierge. Plus loin nous rencontrions des garibaldiens blessés à mort; on se mettait à genoux près d'eux, découpant leurs vêtements et sondant leurs blessures ; les sœurs préparaient le pansement; puis une fois le corps soulagé, on songeait à leur âme, on les exhortait en quelques mots à l'amour de Dieu et à la contrition, puis une des religieuses tirait son crucifix de cuivre et le leur faisait baiser. Il fallait ensuite abandonner, le cœur navré, ces pauvres mourants pour porter secours à d'autres. Aux moins blessés, on pouvait parler davantage; nous leur disions : « Amis, Garibaldi vous trompe ! il vous envoie pour combattre la religion, et c'est cette même religion qui vient vous secourir. Voyez ces sœurs ! elles ont fait 400 lieues pour venir vous panser et vous guérir. » Et la plupart étaient touchés. « Nous sommes, disaient-ils, de pauvres enfants trompés par Garibaldi; on nous a donné de l'argent, il faut bien trouver un moyen de vivre ! » Chose étonnante, tous les garibaldiens mourants que j'ai pu voir se confessèrent, excepté un ! Preuve bien grande de l'injustice de leur cause, puisqu'à la dernière heure, alors que la passion se calme et que le jugement de Dieu s'apprête, ces hommes si décidés naguère trouvaient après tout plus sûr de mourir en chrétiens.

Un seul refusa : pauvre infortuné ! c'était un chef jeune et exalté ; je le vois encore étendu devant moi, avec son bonnet de fine fourrure, et sa chemise rouge, les traits profondément altérés, une balle lui avait traversé la poitrine de part en part; condamné à une mort évidente et prochaine, il résista à toutes les sollicitations. « Non, laissez-moi mourir tranquille, répondit-il ; moi aussi j'ai mes convictions, nous aussi nous sommes des martyrs ! » Tristes martyrs, hélas ! que ceux de l'erreur ! Martyrs sans mérite et sans gloire, martyrs du mal, héros du néant ! Mais le démon, ce triste imitateur du Christ, veut aussi avoir sa milice, ses dévots et ses témoins, qui versent leur sang pour faire croire à la vérité de ses mensonges.

Cependant nous étions arrivés jusqu'au mur d'enceinte de la Vigna Santucci ; on se battait encore aux alentours, les soldats ne voulaient plus nous laisser avancer ; mais les bonnes sœurs de Saint-Vincent de Paul se disaient : Il faut forcer les consignes ; cette maison est le seul asile qu'il y ait au loin, car depuis plusieurs milles nous ne voyons aucune habitation. Du moins nous pourrons y abriter nos blessés, qui sans cela passeront la nuit exposés aux injures du temps. Et redoublant leur marche, elles parvinrent au bâtiment alors qu'on en expulsait les derniers garibaldiens. Une dizaine d'entre eux, gravement blessés, gisaient déjà étendus dans la grange du rez-de-chaussée; c'était un vaste hangar rempli de foin, rien ne convenait mieux pour une ambulance; nous nous mîmes à genoux, et la charité commença son œuvre réparatrice.

Mais bientôt les blessés arrivèrent portés par leurs compagnons d'armes; il en vint tant, que nous en étions littéralement encombrés. On ne pouvait se retourner, faire un mouvement, sans heurter un membre brisé, une plaie saignante ! ce fut là que le cœur oppressé je ne pus retenir mes larmes, lorsque je vis apporter nos pauvres zouaves; beaucoup d'entre eux étaient français; plusieurs étaient des miens, de ceux que j'avais choisis et désignés. Pour eux, me reconnaissant à leur tour, ils s'écriaient : « Comment! c'est vous, Docteur? Vous êtes donc aujourd'hui des nôtres? C'est pourtant vous qui m'avez fait partir ! c'est vous qui m'avez envoyé à Rome ! Quel bonheur de vous revoir ! il nous semble que nous sommes en France, et que nos blessures sont presque guéries. » Combien j'aurais voulu que cette espérance fût complète ! Mais, hélas ! beaucoup d'entre eux devaient succomber avant peu de jours (1).

Parmi ces braves, il faut compter le vicomte de Douënel, jeune Breton blessé au coude d'une balle qui lui avait ouvert l'articulation. — Moëller (fils du célèbre professeur de Louvain), dont l'épaule avait été fracassée d'une balle ; tous deux moururent à Rome des suites de leurs blessures, ainsi que l'admirable fils du marquis d'Alcantara. Là aussi je rencontrai Sevilla le Péruvien, le seul Américain du Sud qui fût entré dans l'armée du Saint-Père ; il était tombé glorieusement percé de quatre balles, en défendant ses camarades morts ou blessés autour de lui. Je lui fis une cinquième blessure, pour retirer la dernière balle, puis je le couchai sur la paille. « J'ai faim et soif, me dit-il alors. — Ami, répondis-je, je n'ai point d'eau, encore moins de nourriture sur moi, mais voici une feuille précieuse qui calme la faim ; mâchez-la, vous serez soulagé. — Est-ce du coca? me dit-il. — Oui, répliquai-je. — Ah ! donnez-m'en alors ; cela me rappelle mon pays, je suis Péruvien ! » J'ignorais sa patrie, en lui offrant cette feuille étrangère ; une faible quantité avait été mise, à mon départ, dans la poche de mon vêtement, et il se trouvait que, par une succession de hasards, cette plante rare qui possède la précieuse propriété de calmer la faim et de soutenir les forces, servait à soulager le seul homme de l'armée qui pût l'apprécier et en retirer consolation et soulagement, comme un souvenir lointain de la patrie absente.

Plus loin, mais sur la même paille, nous avions à soigner de nombreux garibaldiens, dont le plus grand nombre blessés à mort. A tous nous prodiguions les mêmes secours, car sur le champ de bataille deux sentiments devaient seuls nous animer : le soulagement de toute souffrance, le zèle pour le salut des âmes.

Nos courageuses sœurs de Saint-Vincent de Paul restèrent à l'œuvre, les genoux dans le sang, depuis trois heures jusqu'à dix heures du soir. Cependant vers les sept heures nous nous interrompîmes un instant, pour faire monter dans les voitures qui nous avaient amenés les quinze premiers zouaves que nous avions pansés ; ils furent dès le soir même reconduits à Rome par nos amis, qui les entourèrent des soins les plus dévoués.

(1) Voici les noms des zouaves morts sur le champ de bataille. Cette liste ne comprend pas les blessés qui ont succombé postérieurement dans les hôpitaux, et dont je n'ai pu me procurer la liste complète :

Arthur de Veaux, capitaine; Alexandre de Betz, sergent ; Ertfinger, Simon Franklin, Vatt Russel, Van den Douglen, Van Bambech, Lalande, Mœr, Van horen, Heyman, Valcran d'Erp, Hambourg, Eairoud, Guérin, Pascal, Rialand, Lauer, Zaulviel Jaffremont, Mel Kerst, Chevalier Elie, Broueh, disparu.

Nous restions seuls pour la nuit avec M. X..., tandis que nos confrères devaient aller chercher du renfort, voitures, vivres et surtout de l'eau dont on manquait complétement.

En effet, dans ce pays désert, loin de toute habitation, ne pouvant arriver jusqu'à Mentana encore occupé par l'ennemi, on manquait de tout: ni lumière pour s'éclairer la nuit, ni eau pour boire ; plusieurs officiers dépêchèrent le propriétaire de la maison Santucci pour aller puiser de l'eau à deux grands milles de distance; mais il en tira à peine quelques seaux, puis au second voyage la source tarie ne donnait plus qu'une boue jaune et épaisse.

Du reste cette faible ressource n'était rien pour une armée, et pour notre part nous restâmes sans eau, nous et nos blessés, dont on ne pouvait laver les plaies. Ce fut là notre plus grande souffrance, car elle se prolongea pendant cette longue nuit jusqu'au matin.

V

A dix heures du soir on se battait encore aux avant-postes et on nous amenait encore des blessés; je recueillis entre autres un grenadier du 59ᵉ de ligne français, qui avait reçu à la partie supérieure du bras droit une blessure terrible, de sept centimètres de longueur, produite très-probablement par une balle explosible, car jamais une balle ordinaire n'aurait pu produire des désordres aussi considérables; tel fut également le diagnostic du docteur Vincenti. La balle explosible consiste en un cylindre de cuivre, ayant la forme d'une cartouche ordinaire et terminé par le projectile. On l'introduit facilement dans le canon du fusil ; et comme elle est pleine de matière explosible, elle éclate au choc que lui communique la balle entrant dans le corps, déchirant autour d'elle tout ce qu'elle rencontre; son effet est si terrible, que l'empereur de Russie, qui ne passe pas pour être trop sensible, vient, après quelques essais de ces projectiles, de proposer aux nations européennes de renoncer par un commun accord à leur emploi pour la guerre. A minuit le professeur Ceccarelli, chirurgien en chef des ambulances pontificales, et qui avait établi son quartier général au point de départ de la bataille, à un kilomètre de là, vint visiter notre ambulance; il parut très-content de notre installation. En effet tous nos blessés étaient à l'abri; avantage immense, car la nuit était froide et un vent furieux faisait ployer les arbres et rompre les branches. Les autres blessés n'eurent pas le même bonheur, car le pays était tellement désert que l'on n'avait rencontré pour les établir qu'une petite masure pouvant contenir à peine vingt personnes. Tous les autres malades, au nombre de soixante ou quatre-vingts, passèrent la nuit en plein air, sous l'abri très-insuffisant de quelques couvertures. Aucune autre habitation ne s'offrait aux environs, et l'ambulance française campée à un demi-kilomètre de nous, bivouaquant en plein air, évacua immédiatement ses malades sur l'ambulance italienne.

Vers dix heures et demie, harassés de fatigue, ayant achevé tous nos pansements, nous songeâmes à prendre quelque repos. Nous cherchions un lieu qui fût convenable pour servir de retraite aux religieuses qui nous accompagnaient. Nous reconnûmes alors seulement que notre maison admirablement placée, et dominant le champ de bataille à sept ou huit cents mètres de Mentana, avait été choisie pour quartier général ; on nous prévint qu'une petite chambre était restée vide, à côté de celle du général Kanzler, et nous pûmes nous y retirer tous. C'était une heureuse fortune, car nous qui arrivions les derniers, nous nous trouvions ainsi les mieux partagés, habitant à côté des généraux, sous leur protection particulière.

Mais une protection plus grande encore veillait sur nous, celle du Ciel ; car dans un vaste coffre situé au premier étage, on trouva les débris d'un ostensoir, avec une parcelle de la sainte hostie consacrée. Ces objets volés par un garibaldien avaient sans doute été cachés là au moment de leur fuite.

Avec quel respect nous soulevions les vêtements qui recouvraient de si précieux débris ! Nos mains tremblaient, car il nous semblait que nous allions, nouvel Osa, porter un bras sacrilége sur l'arche sainte. Ce fut M. l'abbé Daniel qui eut le bonheur de retrouver la custode, et plus tard un autre aumônier, M. l'abbé Peigné, aidé par nous, retrouva les fragments de vases sacrés disséminés dans le coffre. Cette découverte nous remplit de force et de courage. Oui, Dieu était avec nous, non plus en esprit seulement, mais présent par son propre corps ; et tandis que nous venions pour soutenir sa cause, pour le défendre, c'était lui qui veillait sur nous et qui nous protégeait.

Ah ! combien nous pouvions répéter alors avec confiance ces paroles du psalmiste : « Il en tombera mille à votre droite et dix mille à votre gauche, et le mal n'approchera pas de vous ! » Combien aussi faut-il reconnaître la bonté du Seigneur, qui rend toujours au centuple ce que l'on fait pour lui et ne se laisse jamais vaincre en générosité !

Nous avions grand besoin de cet appui moral, car en ce moment notre position était assez sérieuse. Après une demi-journée de bataille, on n'avait encore conquis que les avant-postes. Le château-fort de Mentana restait intact, ainsi que la ville de Monte-Rotondo, plus forte encore. Nous n'avions plus de vivres que pour un jour, nous manquions d'eau; Garibaldi avait sans doute quitté Mentana, mais on l'ignorait encore; du reste on devait penser qu'il reviendrait en force, soit pendant la nuit, soit le lendemain, faire une dernière tentative; or, pour peu que nos troupes fussent obligées de reculer d'un pas, nous restions au premier rang avec nos blessés; et avec la haine que l'on avait alors pour les étrangers, nous devions être massacrés, ou tout au moins faits prisonniers, comme cela était arrivé au beau-frère du général Kanzler, le R. P. Vannutelli, religieux dominicain, aumônier de l'armée pontificale à Monte-Rotondo.

Mais notre confiance en Dieu était complète et je ne me rappelle pas que cette dangereuse perspective ait produit le moindre nuage, ou laissé la moindre inquiétude dans nos cœurs.

En effet, ce soir-là même, le Seigneur jetait le trouble dans l'armée ennemie; et son chef, après avoir fui de Mentana, abandonnait lâchement Monte-Rotondo et ses défenseurs, pour regagner la frontière en toute hâte, changeant ainsi, comme l'a si bien dit le général Kanzler, son cri impie : *Rome ou la mort!* en celui de : *Sauve-qui-peut!*

Cependant de vastes caves existaient sous les bâtiments de la Vigna Santucci. Une mine placée dans les souterrains comme à la caserne Serristori aurait fait sauter généraux et officiers, en même temps que nous et tous nos blessés. On pouvait tout craindre; aussi dans la soirée le général Kanzler, prévoyant cette dernière possibilité, fit immédiatement visiter les caves où l'on déposa les prisonniers pour leur enlever le désir de se faire sauter eux-mêmes.

Plusieurs fois dans le cours de la nuit nous fîmes une tournée dans notre ambulance; à deux heures du matin, nous comptions déjà deux morts, deux garibaldiens, qui avaient eu l'estomac traversé d'une balle conique. Nous admirâmes le courage de tous ces malheureux. En entrant dans ces vastes hangars, qui abritaient tant de douleurs, on se serait cru dans un dortoir. Pas un cri, presque pas une plainte; à peine si quelques gémissements s'élevaient, lorsque avançant avec peine, nos pieds venaient à heurter un membre déchiré. De temps à autre aussi, une voix affaiblie disait : « J'ai soif. » Et nous n'avions point d'eau à leur donner! l'eau si précieuse pour les blessés, l'eau qui seule peut apaiser l'ardeur qui les dévore ! Mais nous conservions avec grand soin une petite provision de vin qui nous restait, et aux plus malades, on en distribuait par cuillerées de petites rations, toujours accueillies avec reconnaissance.

Quant à nous, si la fatigue nous accablait, le sommeil avait fui de nos paupières ; retirés dans notre chambre, nous nous étions couchés sur une longue peau de bœuf encore garnie de ses poils et de ses cornes, seule couche que nous eussions trouvée. — L'un s'était établi entre les cornes ; les autres avaient pour oreiller des sacs de farine enlevés quelques heures auparavant à un convoi qui venait ravitailler Garibaldi ; les bonnes sœurs étaient assises sur des chaises, récitant leurs prières. Un vent furieux soufflait dans la campagne, et faisait ployer en gémissant les planches épaisses qui nous servaient de fenêtres.

Nous pensions avec anxiété aux souffrances de tant de pauvres soldats abandonnés encore au milieu de la campagne et auxquels il avait été impossible de porter secours. C'est là, en effet, le plus affreux moment des champs de bataille ; ce que le soldat redoute le plus, ce n'est point de combattre avec courage, de braver les balles et les boulets, ce n'est point de mourir ou d'être blessé seulement ; mais une angoisse surgit dans son cœur et trouble son âme : c'est la pensée d'être abandonné ! abandonné au fond d'un fossé, au coin d'une muraille, étendu sur la terre froide et nue, perdant tout son sang, la voix trop éteinte pour pouvoir appeler au secours ; pendant que règne partout la nuit obscure, quand la pluie tombe, que la tempête souffle et qu'à vingt pas de lui il entend passer peut-être, avec son régiment qui s'éloigne, le dernier ami qui pouvait s'intéresser à lui et le sauver.

Hélas ! combien on pourrait en sauver de ces braves jeunes gens, si le secours était immédiat ! Nous trouvâmes ainsi un pauvre zouave hollandais atteint d'une balle au bras ; l'artère brachiale avait été coupée ; une mare de sang indiquait que le blessé, privé de tout secours, avait succombé à l'hémorragie rapide et non à la gravité absolue de la blessure.

Une seule précaution peut obvier à ce danger si grave ; c'est que chaque militaire porte sur son havre-sac, à facile portée de la main, un premier appareil et qu'on l'exerce à panser, comme on l'exerce à se battre. Dès lors, si le camarade tombe, son voisin applique de suite le premier appareil ; il sait avec la bande presser l'artère, arrêter le sang, il sauve une vie, en attendant l'arrivée du chirurgien.

Notons en outre qu'une bande à pansement par homme n'est point une complication ni un embarras pour lui, car le poids en est à peine de 30 grammes; et cependant 150 mille hommes portent ainsi 150 mille pansements, pour lesquels il faudrait sans cela organiser 300 cantines de 500 pansements chaque, et pour les porter 300 mulets ou 30 fourgons, avec un attelage de 100 à 120 chevaux, sans compter les conducteurs, c'est-à-dire autant de bras enlevés à l'armée active.

Partout et toujours il faudra donc enseigner à l'homme à se suffire à lui-même, à prendre l'initiative de ses actes, pour être véritablement *homme*; mais toujours aussi il faut lui apprendre à être charitable, à être chrétien, pour qu'au moment du danger il pense à son frère tombé à côté de lui, plutôt qu'à son propre salut.

Le lundi, de grand matin, on vint nous prévenir que de nombreux blessés avaient passé la nuit sans secours dans une chapelle abandonnée à un demi-kilomètre du camp, sur la route de Mentana. Nous nous hâtâmes de nous y rendre; chemin faisant, les sœurs disaient : Oh ! nous avons trop souffert d'être privées d'eau, jusqu'à présent; il nous en faut absolument trouver aujourd'hui pour panser nos malades, et nous avons tant prié Dieu ce matin pour en obtenir que nous avons confiance d'être exaucées.

A la porte de l'enclos qui environnait la chapelle, nous rencontrâmes un bivouac de soldats; eux aussi manquaient d'eau, à peine s'ils en avaient deux verres pour toute une compagnie, et cette eau était une boue jaune, épaisse, répugnante.

Cependant nous avions visité la chapelle, et pansé les blessés qui s'y trouvaient, la plupart très-gravement atteints, lorsque le P. Ligier, notre vénérable aumônier, avisant au milieu de la cour une margelle masquée par les buissons, lança une pierre dans l'intérieur et s'assura qu'il y avait là une citerne abandonnée, mais contenant encore un peu d'eau. Sur l'avis qu'il s'empressa de nous en donner, nous accourons tous; quatre pierres basses, rasant la terre, formaient en ce point l'entourage d'une citerne profonde, une eau claire et limpide brillait au loin, mais à la profondeur de quinze à vingt pieds. C'était le supplice de Tantale. Nous appelâmes bien vite les soldats du voisinage; nous prîmes un bidon, on y attacha successivement quatre cordes de tente, mais tout cela n'arrivait pas encore au fond. J'avisai alors une grande et mince branche de huit pieds de longueur, nous y attachâmes la dernière corde, puis plongeant avec précaution cette fragile chaîne, nous retirâmes un peu d'eau. En renouvelant nos tentatives, nous augmentions peu à peu notre provision, et bientôt nous eûmes de quoi désaltérer nos blessés et nous-mêmes.

Puis remerciant Dieu de cette découverte que nous regardions non comme un miracle, mais comme une protection visible de sa providence, nous remplîmes les gourdes des soldats et des officiers qui à l'heure même repartaient pour l'assaut de Mentana. En effet le commandant Fauchon, avec le 59ᵉ de ligne, s'était porté sur la route de Monte-Rotondo, et gagnant de là le village de Mentana par la seule partie accessible, il faisait un feu nourri sur les défenseurs de la place ; mais le combat avait à peine duré une demi-heure qu'on entendit tout à coup un long murmure qui, retentissant comme un écho, se propagea en quelques instants de colline en colline ; de tous côtés nos soldats baissant leurs armes s'avancèrent en groupes curieux sur les crêtes voisines ; ils semblaient diriger leurs yeux sur un seul et même point, le château de Mentana.

Nos regards se tournèrent aussi dans cette direction, et nous vîmes bientôt sortir de la ville un jeune garibaldien portant un drapeau blanc ; c'était un parlementaire ; il s'avança jusqu'aux limites du camp, où les officiers lui mirent un bandeau blanc sur le visage, le firent monter à cheval pour qu'il ne pût reconnaître la trace de ses pas ; puis deux zouaves, l'arme chargée, l'escortèrent au quartier général, où je me trouvais en ce moment.

Les assiégés demandaient à se retirer aux frontières avec armes et bagages ; mais on ne voulut point accorder une pareille faveur à des bandes non reconnues, on les reçut prisonniers à merci ; seuls les 600 hommes qui défendaient le château eurent la permission de regagner la frontière après avoir déposé les armes. L'humanité du général en chef le décida à concéder cette faveur pour éviter une nouvelle effusion de sang, car le château par sa forte position aurait pu résister longtemps encore.

Une demi-heure après, nous vîmes défiler devant nous 1,430 prisonniers, marchant trois à trois, l'air fier et dédaigneux, et semblant dire : « C'en est assez pour aujourd'hui, mais demain nous recommencerons. »

Il était facile, à la simple inspection de cette troupe, de reconnaître la composition de l'armée des garibaldiens.

La moitié environ étaient des ouvriers, des paysans, mal vêtus, l'air sauvage et rude. Un quart étaient des jeunes gens intelligents à la figure fine, au regard vif, la plupart sans doute étudiants aux diverses facultés ; ils s'avançaient frisant leur moustache, le petit chapeau de feutre rattaché à la boutonnière par un cordon de soie, le lorgnon sur le nez.

Tel était aussi le costume d'un chef garibaldien que j'avais dans mon ambulance ; mais outre le pince-nez, la chemise rouge et la casquette écarlate, il avait des bottes à l'écuyère en cuir de Russie et un petit chien sous le bras. Le reste des bandes, c'est-à-dire en-

viron un quart, était évidemment formé de soldats piémontais fa-
ciles à reconnaître au liseré du pantalon d'uniforme, et au livret
qui leur servait de passeport. Beaucoup avaient encore la croix de
Crimée.

Tous les prisonniers furent immédiatement dirigés sur Rome
sous une forte escorte, puis internés plus tard à Civita-Vecchia.

Nous sûmes par eux qu'ils avaient espéré jusqu'au jour le retour de Garibaldi, ce ne fut qu'en apprenant sa fuite certaine
qu'ils se décidèrent à se rendre.

Encore, dans leur fierté indignée, prétendaient-ils qu'ils ne se
rendaient ni au pape ni à son armée, mais bien à l'armée française,
avec laquelle ils n'étaient point en guerre.

En même temps que la reddition de Mentana, on apprenait la
délivrance de Monte-Rotondo. Le colonel Frémont avec le 1ᵉʳ de
ligne et le 2ᵉ chasseurs y était entré dès le matin, et les habitants, heureux d'être enfin délivrés de l'armée ennemie, le reçurent
aux cris répétés de : Vive le SAINT-PÈRE ! Vive l'empereur des
Français !

Les garibaldiens avaient commis dans cette ville les crimes
les plus horribles ; notre plume se refuserait à les retracer
ici, mais les excès avaient été poussés à tel point, que leur chef
avait été obligé de faire fusiller un des siens. Tous les grains des
pauvres habitants avaient été souillés, maculés ; les églises profa-
nées, les autels brisés, les portes des tabernacles arrachées, et j'ai
pu constater moi-même que ces portes avaient été lacérées de
coups de baïonnettes ou de poignards donnés de dedans en dehors,
c'est-à-dire non-seulement pour ouvrir de force, mais pour pro-
faner ensuite par haine diabolique.

La reddition de ces deux places mettait fin à la campagne. En
deux journées trop bien remplies nous avions passé par toutes les
péripéties de la guerre, et connu les situations diverses qui
peuvent se présenter dans des expéditions beaucoup plus longues.
L'armée n'avait plus qu'à triompher.

Cependant nos excellents amis qui nous avaient quittés la
veille au soir pour ramener à Rome les premiers blessés n'étaient
point restés oisifs.

Arrivés à onze heures du soir, ils avaient employé le milieu de
la nuit à préparer des omnibus et des voitures ; et vers trois heures
du matin ils se remettaient en route pour nous rejoindre, appor-
tant avec eux des provisions de bouche, un tonneau de vin, de
l'eau-de-vie, du pain, des bouteilles de vin vieux, et, ce qui valait
mieux que tout, une bonne provision d'eau pure, car on savait
combien nous devions souffrir de cette privation. Le tonneau de

vin fut livré aux zouaves; et le robinet une fois posé, il ne fallut pas plus de 30 minutes pour que le régiment fût désaltéré et la barrique mise complétement à sec. Notre ambulance eut en partage le vin vieux pour les plus malades et l'eau pure pour tous les blessés.

VI

C'est alors qu'il nous fut donné d'apprécier les inestimables services que peuvent rendre les conserves de viande de Liebig pour une armée en marche. J'en avais apporté de Paris quatre mille rations, et j'avais soigneusement conduit cette provision jusqu'à notre quartier général. Tant que l'eau manqua, nous ne pûmes utiliser ce précieux secours. Mais dès que nous eûmes retrouvé un peu d'eau vive, une de nos sœurs en remplit une vaste chaudière qu'elle mit sur le feu, et quand l'eau fut bouillante, une livre de sel, une livre *d'extractum carnis* délayés en même temps nous fournirent en quelques minutes 180 tasses d'un bouillon excellent, vrai consommé, dont nous pûmes distribuer à nos soixante-dix blessés, à un certain nombre de soldats français et d'officiers, c'est-à-dire à cent personnes au moins, et la préparation entière, avec le temps de faire bouillir l'eau, n'avait pas demandé plus de vingt minutes.

Madame Catherine Stone, qui avait passé la nuit à l'ambulance du professeur Ceccarelli, était revenue le matin auprès de nous; elle fut témoin de ce prodige culinaire, et se mit avec empressement à aider nos sœurs pour faire les honneurs de ce festin vraiment impromptu.

Qu'il nous soit permis ici de faire une remarque bien importante pour l'armée, et qui complète celle que nous avons signalée plus haut.

Si chaque soldat portait avec lui un flacon de cet extrait, occupant à peine le volume d'une petite orange, on n'aurait plus à craindre la disette ni la défaillance des forces pour les jeunes recrues pendant les marches forcées et dans les pays ennemis où l'on est privé de tout. Quand on songe que la viande nécessaire à l'alimentation de l'armée française pendant la guerre de Crimée est revenue à 31 fr. 70 le kilogramme, on apprend à reconnaître l'importance de l'extrait de viande américain.

Le flacon d'une demi-livre contient en osmazome la valeur de quatre-vingt-dix tasses de bouillon et coûte 3 fr. 80; à dix tasses par jour l'armée pourrait vivre neuf jours entiers sans autre nourriture qu'un peu de pain et d'eau, ou même sans pain, et traverser un désert sans souffrance. C'est un progrès des plus remarquables ; et l'osmazome conservée de Liebig méritera plus de bénédiction de la part du genre humain que les armes perfectionnées.

De tout temps, du reste, l'alimentation des blessés sur le champ de bataille a été difficile. On raconte qu'après la bataille d'Essling, les blessés rangés sur la terre dans l'île Lobau restaient sans vivres.

Le brave Larrey, après avoir opéré tous les blessés de la garde, demande si on a du bouillon à donner aux malades. Sur une réponse négative : « Que l'on en fasse, dit-il, avec ces chevaux qui sont au piquet. »

Ces chevaux se trouvent appartenir à un général, qui vient les défendre.

« Eh bien, qu'on prenne les miens et que nos camarades aient du bouillon ! »

On exécuta son ordre, et ne trouvant pas de marmites dans l'île, on fit la soupe dans les cuirasses des soldats.

Faute de sel de cuisine, on l'assaisonna avec de la poudre à canon. Masséna voulut en manger et la trouva délicieuse. A plus juste titre nous trouvâmes la nôtre très-bonne, et nos malades en parurent complétement réconfortés.

Les voitures et omnibus amenés de Rome furent bientôt remplis par nos malades les plus pressants, dont une cinquantaine purent ainsi être mis en lieu de sûreté. On ne peut apprécier ce bonheur que lorsqu'on a passé par les horreurs du champ de bataille. Car il est reconnu que dans les grands combats les blessés attendent environ vingt-quatre heures avant de pouvoir obtenir des soins efficaces. Il ne resta plus dans notre quartier qu'une vingtaine d'hommes disséminés sur plusieurs points et qu'on ne put enlever que le soir.

Vers les trois heures de l'après-midi, nous vîmes arriver un renfort. En effet pendant la nuit, sur l'ordre du général, on avait mandé de Civita-Vecchia par dépêche télégraphique les dernières troupes françaises débarquées ; on les mit immédiatement en route pour Rome et pour Mentana. Elles arrivaient au nombre de deux mille hommes, avec douze canons ; ce secours devenait superflu pour vaincre, mais on résolut de faire une démonstration armée à travers ces populations terrifiées par Garibaldi, et les troupes passant tour-à-tour par Monte-Rotondo et Tivoli ne rentrèrent que le troisième jour à Rome.

La fin du combat était loin de terminer notre propre tâche ; nous occupâmes toute notre journée à rechercher les blessés abandonnés. Nos sœurs en découvrirent un derrière la chapelle, sous un arceau en ruine; il respirait encore, quoique étendu entre deux autres morts; c'était Valerien d'Erp, jeune Belge du plus grand mérite; il avait eu la tête fracassée par une balle qui avait pénétré dans le cerveau et s'était fixée dans les os de la base du crâne. Blessure sans espoir! nous lui glissâmes entre les lèvres quelques gouttes de cordial pour le ranimer, il donna de faibles signes de vie; aussi ne voulut-on pas l'abandonner ainsi, et comme les troupes devaient quitter bientôt le camp, nous mîmes le pauvre jeune homme sur un petit char à bœufs trouvé au voisinage. Deux personnes s'attelèrent au joug; c'étaient un ami du blessé venu pour le reconnaître, et l'un des vénérables aumôniers de l'armée. Deux autres poussaient par derrière; c'étaient l'un de nos confrères et une sœur de charité. Ce triste mais consolant convoi fit faire au lourd chariot le long trajet qui le séparait de Mentana, où l'on déposa le malade dans l'église transformée momentanément en ambulance. Il vécut encore deux jours et succomba sans pouvoir être transporté jusqu'à Rome, comme nous avions eu le projet de le faire.

Nous traversâmes ensuite la ville, pour donner des soins à tous; les blessés étaient fort nombreux, car on évalue à cinq cents morts et à cinq cents blessés les pertes de l'ennemi.

Nous rencontrâmes une seconde ambulance établie par l'ennemi dans la chapelle du château. Le chirurgien de Garibaldi s'y trouvait occupé à faire une amputation de cuisse; le membre séparé du tronc fumait encore à terre près de lui. « Donnez-moi un linge pour essuyer mes mains tachées de sang, » dit l'opérateur à un colosse en chemise rouge! Celui-ci lui tendit une serviette en disant : « Le sang des garibaldiens ne tache pas. » C'est vrai, aurait-on pu répondre, il ne tache pas, mais leurs crimes *souillent*. Ce chirurgien était le fameux Bertani, député au parlement de Florence, colonel de l'armée de l'agitateur; il avait été autrefois directeur à la banque de Naples, dont il avait, disent les journaux du temps, soustrait quatre-vingts millions pour Garibaldi, mettant à la place ce simple avis du personnage : « Reçu de mon ami Bertani la somme de quatre-vingts millions, payable sur la future banque républicaine de Rome. — Signé : *Giuseppe Garibaldi.* »

On voit comment le chef de parti savait en temps de paix se créer des ressources pour la guerre.

Nous rencontrâmes au milieu de la ville de Mentana le général Kanzler, qui parcourait aussi le champ de bataille.

« Messieurs, nous dit-il, si vous avez des commissions pour Rome, je m'en chargerai volontiers. — Général, répondîmes-nous, nous serons à Rome les premiers pour y proclamer votre grande victoire. »

En revenant vers le camp, nous parcourûmes les coteaux accidentés où s'était passé l'effort le plus vif du combat. De nombreux cadavres couvraient encore le sol. Des armes plus nombreuses encore étaient disséminées de toutes parts, et nous pûmes facilement étudier ainsi l'armement des troupes garibaldiennes. Tous leurs tirailleurs, disposés sur les collines, étaient armés de carabines excellentes, la plupart de fabrique suisse ; les défenseurs de Mentana avaient des fusils de garde nationale italienne. Plusieurs portaient des revolvers, dont les coups multipliés rendaient la partie plus égale contre les fusils Chassepot.

C'est donc à tort que les journaux révolutionnaires ont prétendu que les garibaldiens étaient mal armés, mal préparés au combat. Ils avaient en outre les canons dont ils s'étaient emparés à Monte-Rotondo ; une de ces pièces fut retrouvée dans le château de Mentana après avoir servi contre nous.

Ce qui a manqué aux révolutionnaires d'Italie, ce n'est donc ni la force ni les armes ; ce n'est ni l'audace ni le courage ; c'est l'*union*, c'est la *discipline*, l'*autorité* : qualités supérieures qui ne se trouvent guère qu'unies au sentiment du devoir, de la justice et de la vérité, qui seuls ont droit d'autorité sur les hommes.

Le dépouillement des cadres nous fait aussi connaître que la plupart de ces soldats étaient de pauvres jeunes gens trompés par l'appât du gain, ou exaltés par la passion ; presque tous avaient de seize à vingt-deux ans, quelques-uns à peine atteignaient l'âge mûr. Quant à leur patrie, ils venaient des lieux les plus divers : Bologne, Florence, Vérone, Mantoue, Ancône, Meldola, Varsovie, Pise, Rimini, Pérouse, Forli, Terni, Ferentillo, Citta di Castello, Terra del Sole, Crémone, Piove di Sacco, Argenta. Aucun n'était de Rome, de cette ville à laquelle, disait Garibaldi, il fallait rendre ses libertés violées.

A la Vigna Santucci nous rencontrâmes les fourgons militaires occupés à enlever le reste des blessés pour les transporter à Rome.

Ce fut en ce moment que nous reconnûmes combien il serait nécessaire d'améliorer le sort des blessés, en composant un matériel d'ambulance dont on pût faire hommage à la valeureuse armée qui avait si admirablement combattu. On manquait de moyens de transport ; les pauvres malades étaient simplement couchés sur un peu de paille au fond de ces lourds et grossiers fourgons découverts, à peine suspendus, qui servent à charger les bagages de l'armée ou les munitions des bouches à feu. C'était dans de tels véhicules que les blessés devaient faire les vingt-cinq kilomètres qui les séparaient de la capitale, sans abri contre les injures du temps, sans pouvoir recevoir en route le moindre aide ou secours. Aussi quelques jours après notre retour à Rome, de concert avec nos excellents confrères, nous demandâmes au général Kanzler la précieuse mission de faire construire, à côté des armes perfectionnées qui triomphent plus rapidement, les ambulances perfectionnées qui guérissent plus sûrement à leur tour. La charité mise à côté de la force fera mieux excuser ce que celle-ci peut avoir de douloureux quand elle est nécessaire. Après une année d'efforts et de travail, la providence a permis que nous pussions réaliser ce projet. Un matériel complet d'ambulance est parti pour Rome, et le Saint-Père a bien voulu le bénir au milieu d'une touchante cérémonie.

Nous ne quittâmes le champ de bataille que lorsque les derniers malades eurent été enlevés. Montant alors en voiture, nous prîmes la route de Rome, où nous arrivâmes vers huit heures du soir, le corps brisé mais l'âme heureuse.

La ville était en allégresse. Les rues avaient repris leur animation ; de nombreux groupes se formaient de toutes parts pour entendre raconter les détails du combat ; ce n'étaient plus ces figures sinistres et menaçantes des jours précédents. On pouvait voir alors combien le vrai Romain est ennemi de la révolution, combien cette agitation factice qui régnait naguère était l'œuvre de l'étranger, puisque les trois ou quatre mille garibaldiens introduits peu à peu dans la ville avant ces journées décisives n'avaient point suffi pour soulever la population honnête contre ce joug de la papauté, qu'on lui représentait comme l'odieux ennemi de ses libertés civiques.

Le surlendemain mercredi 7 novembre, le général Kanzler fit son entrée triomphante à Rome, avec toute son armée. La ville entière courut au-devant de ses libérateurs, ce fut une fête universelle. Les cris de : Vive Pie IX, vive l'armée, vive la France, s'élevaient de toutes parts ; et de chaque terrasse, de chaque fenêtre, on laissait tomber des fleurs sur les valeureux soldats qui s'avançaient en rangs pressés au milieu d'une foule immense et enthousiaste.

Ce fut également un véritable jour de triomphe pour la France. Sans elle, on n'aurait pas pu vaincre, tout le monde le savait, et tôt ou tard on aurait été accablé par le nombre ; cette fois encore elle avait jeté son glaive dans la balance des destinées de Rome, comme l'antique Gaule le fit jadis au temps de Brennus ; seulement ce n'était plus pour faire doubler le poids de l'or, mais bien pour parfaire celui de l'honneur et du dévouement.

Ah! c'est que pour sauver son Église, Dieu ne veut pas seulement l'holocauste isolé de chacun de ses fils, il veut encore l'effort, le sacrifice des *nations* qui sont responsables devant sa justice; bonneur sublime pour celle qu'il choisit pour lui servir de défenseur! Aussi ne devons-nous point désespérer de notre patrie, puisqu'à Mentana et à Paris, par le triomphe des armes comme par celui de l'éloquence, nous avons vu s'inscrire dans l'histoire la plus décisive des pages de ce livre d'or qui commence à Clovis et à Clotilde, et dont le titre glorieux sera toujours : *Gesta Dei per Francos.*

VII

Pourtant notre mission n'était point finie. La masse énorme de blessés transportés subitement à Rome avait encombré les hôpitaux; à San-Spirito les lits étaient disposés sur six rangs au lieu de quatre; deux cent quarante-six blessés s'y trouvaient réunis, l'hôpital des garibaldiens en comptait plus encore. Or chacun sait combien l'accumulation est funeste aux plaies de toutes sortes, en développant les suppurations graves, l'infection purulente, la pourriture d'hôpital et tant d'autres maladies terribles. Il fallait au plus tôt établir des ambulances secondaires dans la ville, reprendre nos blessés au grand hôpital et les transporter dans ces nouveaux asiles.

C'était une tâche lourde et pénible, mais nous fûmes puissamment aidés par les principales familles romaines.

Les uns (1), suivant l'exemple du prince D. Philippe Lancellotti, étaient partis pour Mentana, alors que la bataille finissait à peine, pour ramener dans leurs voitures des blessés jusqu'à Rome. Les autres, dès la veille du combat, se formèrent en comité de secours; parmi eux surtout, les marquis Patrizzi multiplièrent leurs efforts pour subvenir à de si grandes nécessités. De concert avec S. E. le prince de Sarsina, ils ouvrirent à Borgo Santa-Agatha une maison destinée à un orphelinat et contenant cinquante lits; mais comme dans les moments difficiles il y a toujours un peu de confusion, il arriva que le premier convoi comprenant les zouaves blessés qu'on devait diriger sur Santa-Agatha, n'ayant pas reçu d'avis, se rendit à l'hôpital San-Spirito, et que le deuxième convoi, composé de trente garibaldiens et seulement trois militaires pon-

(1) Rapporto sull'ospedale a Borgo S. Agata aperto in Roma dal comitato di soccorso per i feriti. — Roma, 1868.

tificaux, fut commodément et largement installé dans ce petit hôpital où les conditions d'hygiène et les chances de guérison étaient beaucoup plus grandes, comme on put s'en convaincre plus tard, puisqu'on y fut à l'abri de la pourriture d'hôpital, qui causa tant de ravages dans les autres salles, et que la mortalité y fut rare; mais on s'efforça de combler cette lacune involontaire en dirigeant des blessés pontificaux sur les dix-sept places restant libres; et les membres du comité romain, aidés du zèle ardent de deux de nos sœurs de Saint-Vincent de Paul, se mirent à soigner amis et ennemis avec le même zèle chrétien. La direction intérieure de l'hôpital était confiée au comte Emmanuel de Bianchi; MM. Gatti et Patti, le marquis Capranica apportaient également à cette œuvre leur bienveillant concours, le chanoine D. Luigi Sbordoni se chargea de la direction spirituelle et parvint à ranimer chez plusieurs de ces hommes égarés l'esprit religieux.

Parmi les garibaldiens, quelques-uns donnèrent l'exemple d'une rétractation solennelle et entièrement spontanée; sur les trois qui succombèrent, deux moururent dans les sentiments d'une véritable componction. Le troisième n'était pas catholique. Mais parmi ces garibaldiens se trouvaient aussi plusieurs chefs chez lesquels la perversité restait insensible aux bienfaits, et qui, entre deux pansements, consacraient leurs loisirs à écrire et à correspondre avec leurs complices.

Quatre chirurgiens étaient chargés du service des blessés; c'étaient les professeurs Gaëtano Tancioni et Ludovic Lang et les docteurs Philippe Sirolli et Joseph Laborde; c'est à leur science et à leur dévouement, plus encore qu'à l'heureuse disposition des lieux, qu'il faut attribuer les résultats de rapide guérison obtenus à Santa-Agatha.

L'école de filles de San-Nicolas di Tolentino, propriété du marquis Francesco Patrizzi, fut licenciée en partie et tous les lits consacrés aux malades, sous l'habile direction du savant docteur Angelini aidé d'un de nos collaborateurs, notre excellent ami le docteur Layton, de la Nouvelle-Orléans. L'hôpital de San-Spirito in Sassia, et celui de la Trinité des Pèlerins, reçurent aussi plusieurs blessés et fournirent de nombreux secours en linge, couverture, etc. Quant aux autres garibaldiens, ils furent soignés dans un hôpital particulier près de Sant' Onofrio.

Le R. P. Alfieri, général des FF. Saint-Jean de Dieu (*Fate ben fratelli*), voulut aussi mettre à notre disposition vingt lits dans son magnifique hôpital de l'île San-Bartholomeo. Je ne saurais exprimer ici toute sa bonté, toute sa tendresse pour nous, pour nos malades. La sainteté brille sur son visage, l'autorité parle dans sa parole ; quand il vous regarde, il semble pénétrer votre pensée : à peine avions-nous dit quelques mots pour lui exposer l'objet de nos désirs, qu'il s'écriait : « Oui, je vous comprends, messieurs, c'est l'amour de Dieu et de l'Église, c'est l'amour du Saint-Père qui vous amène ici. Eh bien ! je mets à votre disposition mon hôpital et mes religieux ; tout ce qu'il nous sera possible de faire pour vos blessés, nous le ferons, car, moi aussi, j'aime les Français. » Il nous l'a bien montré et nous lui en conservons une reconnaissance éternelle. Je restai jusqu'à mon départ chargé du service chirurgical de cet hôpital, avec l'aide de nos deux confrères MM. Mahot et Desplats, internes des hôpitaux de Paris. Après moi, le professeur Vincenti, chirurgien en chef de San Spirito, prit la direction du service.

Un mois plus tard, nous pûmes encore, par une permission toute particulière de Sa Sainteté, et par la puissante entremise de S. E. le cardinal Antonelli et du marquis Patrizzi, président du comité romain, obtenir l'ouverture de trois salles de convalescence au palais du Quirinal.

Le magnifique jardin qui s'y trouve servait de promenade aux malades, qui dans ce quartier parfaitement sain se rétablissaient plus promptement. Nous établîmes pour les soigner les trois sœurs que nous avions amenées de Paris ; c'était à la fois un honneur et un bonheur que d'arriver dans cette charmante retraite, car nos chers blessés de Mentana eurent la consolation d'y recevoir à plusieurs reprises la précieuse visite du Saint-Père. Du reste, à Rome, la charité se fait grandiosement ; les hôpitaux sont ouverts à tous et les plus nobles dames, les plus grands seigneurs se font un devoir, un honneur de venir chaque jour visiter les malades ; on rencontrait constamment dans les salles de San-Spirito, Sa Majesté le roi de Naples, avec son frère Son Altesse le duc de Caserte, la princesse Odescalchi, la princesse Pignatelli, la nièce du cardinal de Reisach, et bien d'autres personnes d'élite, car je ne saurais les nommer toutes. De nobles étrangers étaient également venus de fort loin pour consacrer leurs heures au soulagement de tant de souffrances ; nous avons vu Mme la marquise de Limminghe passer des journées entières à San-Spirito, distribuant elle-même la soupe ou le bouillon, faisant les lits, soignant l'âme en même temps que le corps ; c'est ainsi qu'elle servit de marraine à un pauvre carabinier suisse et protestant qui se convertit au catholicisme quelques heures avant de mourir. Je ne puis que rappeler ici par un seul mot le dévouement des dames de charité qui nous avaient accompagnés ; leur modestie s'y oppose, mais nos cœurs conservent un religieux et reconnaissant souvenir de tout ce qu'elles ont fait pour les défenseurs de l'Eglise.

Il résulte de tant de visites étrangères dans les hôpitaux de Rome un assez grand encombrement ; on n'y retrouve ni l'ordre ni la discipline de nos organisations sanitaires ; le service peut en souffrir même parfois, mais cependant ces inconvénients graves disparaissent au bout de quelques jours, quand le premier élan est passé ; il n'en reste pas moins acquis que les malades sont secourus, aidés, consolés par ceux qui les entourent, au lieu de mourir isolés, solitaires, sans une main chrétienne pour soutenir leur tête, pour essuyer leurs larmes, comme cela arrive tous les jours dans nos hôpitaux, où l'administration est si méthodique, si sévère, où tout est pour le corps, fort peu de chose pour l'âme, et rien pour le cœur.

Notre mission était accomplie ; nous avions accompagné l'armée catholique dans sa voie de douleur et de gloire. Nous avions cherché à adoucir ses souffrances sur le champ de bataille et contribué dans les limites de notre faiblesse à organiser dans Rome les ambulances secondaires devenues indispensables. Les chirurgiens du marquis Patrizzi et du comité romain restaient chargés des deux premières, tandis que nos excellents confrères MM. Desplats, Layton et Mahot, jeunes chirurgiens pleins de talent et de zèle accourus de Paris pour nous aider, donnaient leurs soins aux autres, sous la direction du savant professeur *Vincenti*, chirurgien du grand hôpital.

Nous reprîmes donc la route de France, où nous rappelaient des devoirs impérieux.

Mais rien ne pourra jamais nous faire oublier ces jours solennels, où la Providence, faisant appel à tous les dévouements chrétiens, préparait la délivrance de son Église, alors que la révolution sonnait le tocsin qui devait annoncer au monde la fin du catholicisme. Comme S. Pierre marchant sur les eaux qui menaçaient de l'engloutir, notre vénérable pontife s'écria : « Seigneur, sauvez-nous, nous périssons ! » Dieu lui tendit sa main toute-puissante ; les flots s'apaisèrent, et la parole de Jésus-Christ s'est encore une fois accomplie : « Tu es Pierre ; sur cette pierre je bâtirai mon Église, et les portes de l'enfer ne prévaudront pas contre elle (1). »   Docteur Charles OZANAM.

(1) Ceux de nos lecteurs qui désireraient se faire une idée précise de la bataille de Mentana, pourront visiter avec grand intérêt le beau tableau que M. E. Lafond a composé et rapporté dernièrement de Rome.

PARIS. — IMP. ADRIEN LE CLERE, RUE CASSETTE, 29.